Y0-DLI-674

ABORTION

THE LEGAL TRUTH

THE RELIGIOUS TRUTH

THE PHILOSOPHICAL TRUTH
(moral / ethical)

Stéphane Bordeau

****

L'AVORTEMENT

LA VÉRITÉ LÉGALE

LA VÉRITÉ RELIGIEUSE

LA VÉRITÉ PHILOSOPHIQUE
(morale / éthique)

Stéphane Bordeau

Version Française page 19

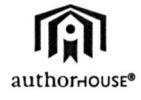

authorHOUSE

AuthorHouse™
1663 Liberty Drive, Suite 200
Bloomington, IN 47403
www.authorhouse.com
Phone: 1-800-839-8640

© 2008 Stéphane Bordeau. All rights reserved.

No part of this book may be reproduced, stored in a retrieval system, or transmitted by any means without the written permission of the author.

First published by AuthorHouse 2/4/2008

ISBN: 978-1-4343-5573-7 (e)
ISBN: 978-1-4343-5572-0 (sc)

Library of Congress Control Number: 2007910418

Printed in the United States of America
Bloomington, Indiana

This book is printed on acid-free paper.

ENGLISH VERSION

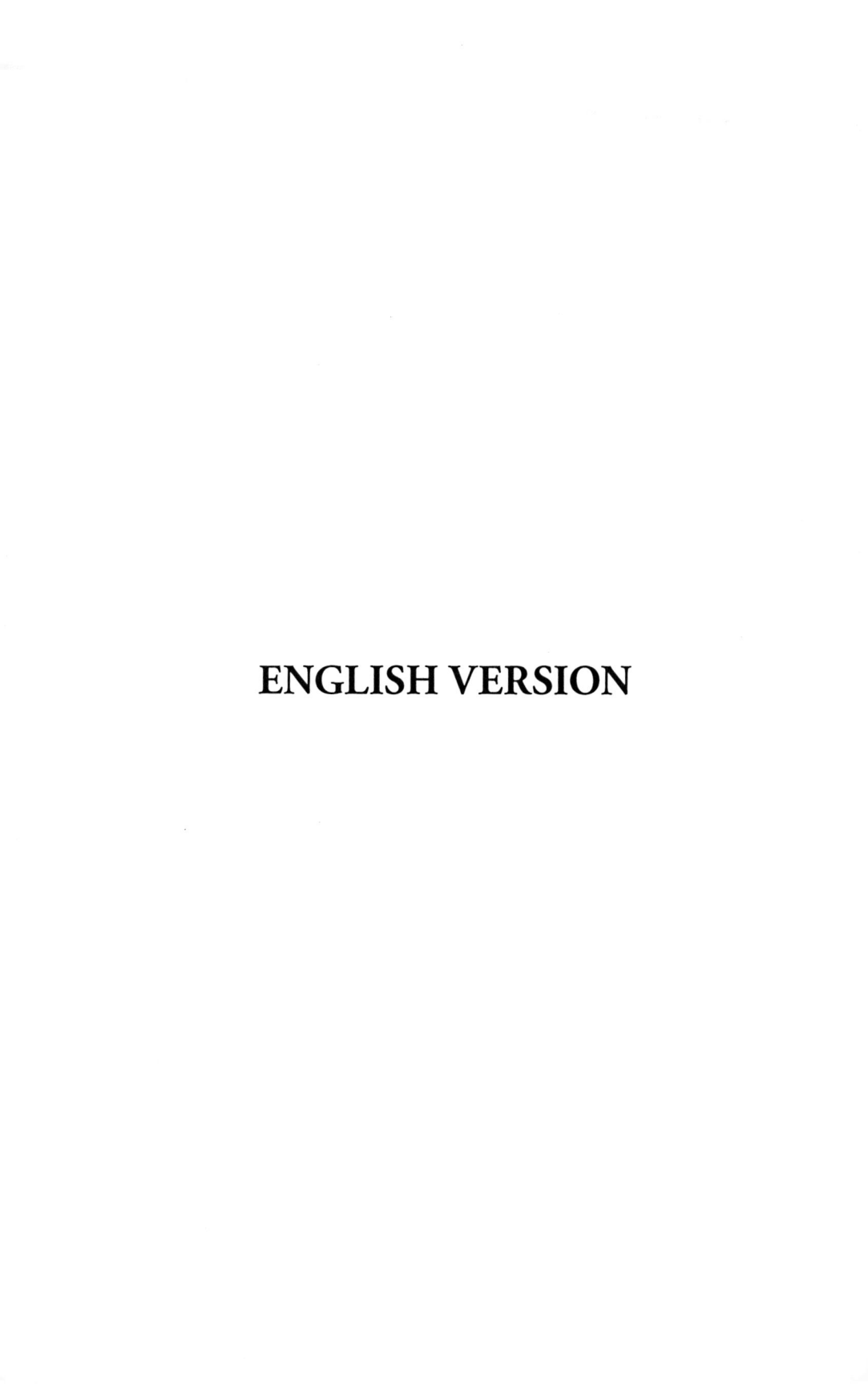

ABORTION

THE LEGAL TRUTH

THE RELIGIOUS TRUTH

THE PHILOSOPHICAL TRUTH
(moral / ethical)

Stéphane Bordeau

INTRODUCTION

This little book deals with a very large issue: "**ABORTION.**" The subject has created conflicts between the law, religion and society for centuries. It is a global problem that needs an urgent solution.

Problems arise due to a lack of knowledge of historical, legal and religious facts and ignorance of related adoption problems. A stigma of homicide has been attached to the termination of a foetus that surpasses normal concerns of the value of life, and that disagrees with the Catholic Church's view on the matter.

Opponents of abortion call themselves "Pro-Life" and want every pregnancy to come to term, regardless if acceptable to the parents, and despite their health or ability to raise the child. They ignore the plight of the millions of defective or unwanted children who die from disease and lack of food every year. These small groups of religious partisans want to impose their extremist notions regarding the value of life on the rest of the world.

This document reveals many facts that most people do not know; facts that clarify the legal, religious and philosophical aspects of abortion. Few Christians realize that the Bible and the Catholic Church do not consider abortion as a homicide.

When society learns that almost every country in the world does not consider abortion as homicide, and that the Catholic Church itself does not consider abortion as homicide, or as a crime, but merely as a sin (which applies only to followers of the Church), the problem of abortion (assisted miscarriage) will be reduced to a simple medical issue between a woman and her physician.

Before any re-assessment of the legality of abortion is done, everyone should read the contents of this little book. The real facts are nothing short of surprising and the current furor against abortion is not justified.

ABORTION

Statistics show that a high percentage of the world's population is in favour of letting a woman decide - without constraints from anyone - whether she wants or does not want an abortion.

Twenty percent (20%) of the world's population lives in countries that authorize abortion for social reasons. Thirty-nine percent (39%) of the population (mainly in the third-world) live where the interruption of pregnancy is only authorized if the life or health of the woman is at stake.

The percentages derived from the many polls that are taken on abortion throughout the world are difficult to interpret, since they are often biased by the intent of the poll taker, the formulation of the questions asked, the choice of respondents and the area covered. These polls can be manipulated in many ways.

A more meaningful value is the worldwide count of abortions that occur every year. This is surprisingly high and is estimated at over 125,000 per day (i.e. 45 million per year; 26 million legal abortions and 20 million where it is restricted or prohibited by law). Most abortions (over 77 %) occur in developing countries. In the United States, most abortions (89%) are done before 12 weeks of pregnancy, 6% between 13-15 weeks, 4% between 16-20 weeks and 1% after 20 weeks. The above figures and percentages have been obtained from various Internet sources and news magazines and give meaningful (though approximate) values for discussion purposes.

Stéphane Bordeau

THE CONTROVERSY:

Anti-abortion groups have been highly militant and do not hesitate to harass those who believe in abortion. The militant anti-abortionists have caused significant damage to abortion clinics and, in some cases even committed murder, to support their beliefs. They claim that life is sacred and that we should not terminate a foetus, yet in some cases they have resorted to killing adults (doctors or nurses) who practice legal abortions. They believe it is correct to kill adults to save foetuses. This is evidently some form of simple religious extremism.

In opposition, the pro-choice groups do not harass anyone; they simply try to create an environment where people can individually choose to have or not have abortions, without either side imposing its beliefs on the other.

Abortion has become a political issue, a political battleground. Politicians are put in a position where they must take a public stand for, or against, abortion. Those in favour of legal abortions feel that in the same breath they have to say that abortions are bad, to avoid losing the religious vote. Others claim to be against abortion because this position will garner more votes.

A politician's view on abortion should never be considered or even mentioned, as the issue is a personal matter which is not a concern of politicians, who are elected to run the financial and legal affairs of the country. Religion has no place in politics and the affairs of the country.

Religious people seem to forget that natural abortions occur all the time. When nature senses that a pregnancy is defective, a spontaneous abortion (miscarriage) occurs. The human body is built that way. If nature does it, can it be so wrong?

The problem can be examined under three angles:
1) The Legal Aspect,
2) The Religious Aspect and
3) The Moral Aspect –the value of life (i.e. the ethical, practical, reasonable and common-sense views).

THE LEGAL ASPECT

WHEN DOES LIFE BEGIN?

A foetus is a growth that starts with a cell that multiplies. Even though a foetus is better organized than a tumour or an ovum or a sperm, most nations on earth agree that a foetus is not a person, not a human, until it is born.

We can try to differentiate between a foetus of a few days and a foetus of a few months, but the important point is that until it is born, the foetus is still a foetus. It is birth that changes the foetus from a foetus into a human. Therefore a foetus is not a human, is not a person, even the minute before its birth. Age is counted starting at birth. Certain legal rights are based and controlled by a person's age. Before birth, the age of a foetus is zero and the foetus' rights are therefore nil.

ADOPTION CONCERNS:

People tend to believe that if the parents can't raise the child, he can easily be adopted. They seem to be totally unaware of the problems with adoption. Very few aspects of adoption are positive.

Many parents do not reveal to their children that they are adopted. Why? Because the child who discovers that he/she is adopted, is generally very disappointed and will often accept this fact with great difficulty. He/she will ask questions: "Why was I abandoned? Where are my parents? Who are they?" Being adopted is not necessarily something one is proud of.

And what about trial adoptions? How does a child feel when he is placed in a family as a test, to verify if he is an acceptable child, an acceptable human. How should a child act when he knows that every word, every action is being evaluated to determine if he passes the test. And if he fails, it starts all over again in a new family and possibly even in a different city or a different country. If he fails repeatedly, what humiliation and what a blow to his self-esteem. How does a child survive this cruelty?

WHAT IS THE COST OF ADOPTION?

We can't legally buy a child, but the parents who adopt are often ready to pay exorbitant prices to adoption services. Even though these services should not be disproportionate, parents often have to pay what is asked, to ensure that they will be accepted (frequently up to tens of thousands of dollars).

There are legalization costs, translation costs, records costs, procedures costs, lawyer's costs, travel costs (airline, hotel, food, tax), loss of work time, etc.

WHAT IS THE COST OF ABORTION?

$200 - $600 with medical insurance.
$400 - $950 without medical insurance.
(costs vary depending on location).

WHAT IS THE MORAL STATUS OF THE FOETUS?

The foetus is not recognized as an "independent life." It cannot develop except inside and by the body of the woman. Before birth, the foetus is not a separate individual, but is still part of its mother. By the act of birth, it is detached from its mother and starts a real life as an independent human.

DOES A FOETUS HAVE A RIGHT TO LIFE?

Neither the constitution, nor Swiss law, nor international conventions gives the foetus a "right to life." The law only recognizes fundamental rights to humans already born. The Supreme Courts of Belgium,

France, England, Austria, the USA and Canada have confirmed that the right to life does not apply to a foetus.

Tribunals in the USA (1973) and Canada (1988) have recognized that women thus involved, have a fundamental right, protected by the Constitution, to make a free and autonomous decision.

CAN A FOETUS INHERIT?

No. "Personality" starts with the completed birth of a live child. The foetus only begins to count as an heir, at his birth, if he is born alive.

IS ABORTION A HOMICIDE?

The terms "murder" or "homicide" do not apply when a pregnancy is interrupted. It is only the refusal to let the fruit of conception grow within a woman's own body; the refusal to assume the immense responsibility attached to maternity. It is the same as a simple growth on a person's face. It does not develop independently. It needs a human body on which to grow. When you disturb it, you change its medical condition, but it is not a murder.

The opponents of abortion use highly-dramatized images and terms to describe the interruption of pregnancy. Their concerns are mostly religious, but surprisingly, many of them do not seem to be aware of their church's formal position on abortion (see "Date of Ensoulment" under "**The Religious Aspect**" that follows).

Even though a foetus is not legally considered a human before birth, it is recognized as preferable to have an abortion during the early stages of pregnancy (when the foetus is small and only partially formed), rather than in the later stages of pregnancy.

WHAT IS THE RESPONSIBILITY OF THE STATE?

It is not the state's responsibility to decide if, or when, a termination of pregnancy is morally justified. The duty of the state is to set up a legal system, within which women can freely make their decision.

Laws that are too restrictive force women to attempt illegal abortions, where they risk their life and their health. It is estimated that each year 70,000 women lose their lives as a result of illegal abortions. Thousands more lose their lives from complications that follow.

WHAT RIGHTS HAS THE PARTNER?

The tribunals of many countries, as well as the European Commission for the Right of Man, have judged that the partner of a pregnant woman has no right to force the woman to have an abortion or to have the child.

DO ABORTIONS CAUSE MEDICAL OR PSYCHOLOGICAL PROBLEMS?

No. Studies done on several thousand women, show clearly that the rate of complications is minimal (less than 1%). Also, no psychological problems have been noted, but rather a feeling of relief. In opposition, those who have gone through pregnancy against their will, as well as the undesired children, suffer more frequently from psychological problems than the women who had abortions.

THE RELIGIOUS ASPECT

Date of Ensoulment (when does a foetus acquire its soul)?

The idea that a fertilized egg is a person is a recent concept. For centuries, the Catholic Church believed that the embryo was not a person until it was 40 days old. Aristotle, the Greek philosopher (384-322 BCE), had set this 40-day period as this is the time when a normal foetus begins to show movement.

The Early Church was severe and gave to its members the same penalties for abortion or homicide. Over the centuries, religious sanctions for abortion were gradually lessened and distinctions were made between early and late abortions and between abortion and murder, as shown in the Bible (Exodus 21:22).

> **Exodus 21:22: If men strive, and hurt a woman with child, so that her fruit depart from her and yet no mischief follow: he shall be surely punished, according as the woman's husband will lay upon him; and he shall pay as the judges determine.**

This verse mentions the loss of a foetus as the result of an accident and a penalty for the loss, if such a loss is perceived, and if a fine is imposed. There is no implication of sin, immorality or homicide.

We can deduce that if a woman desires an abortion, and there is no husband to impose a fine on her, and the law authorizes the abortion and a no-risk medical operation will result in no accident, then there will be no loss and therefore nothing to pay. This choice is therefore not undesirable and no notion of crime is suggested.

Saint Augustine (354-430 AD), the most famous of the fathers of the Latin Church, confessed that he did not know when the soul entered the foetus. He wrote:

> **"If what is brought forth is unformed but at this stage some sort of living, shapeless thing, the law of homicide should not apply, for it could not be said that there was a living soul in that body, for it lacks all senses, if it be such as is not yet formed and therefore not yet endowed with its senses."**

Pope INNOCENT III in 1211, was in agreement with this belief and determined that the time for a baby to acquire a soul was anywhere from 12 to 16 weeks (3-4 months).

In the 13th century, the Aristotle view that ensoulment of the embryo occurred 40 days after conception, became dominant. This was also the position of Saint Thomas Aquinas (1225-1274 AD), the greatest Catholic theologian, who was called the Angelical Doctor. This belief persisted among Catholics well into the 20th century.

This means that the Catholic Church, for centuries, did not consider abortion within these limits of 40 days as murder.

In 1588, Pope SIXTUS III enacted religious legislation that restored severe Church sanctions for abortion. However, no precise time for the soul to enter the foetus was stated. His successor GREGORY XIV, having difficulties implementing these severe rulings, compromised and imposed excommunication only, for the direct abortion of a "formed" foetus, and reduced early abortion to "a grave sin." Again, no specific time for ensoulment was given.

During the Vatican Council (1869-1870), Pope PIUS IX re-established severe religious penalties to all stages of abortion. He legislated excommunication for those who procured abortion "without any distinction as to whether the foetus was formed." This was a dramatic and drastic change from the Church's tradition. Previously, the Western Church had held that human life only attained inalienable rights some time **after** conception. The majority of theologians, philosophers and Western Christians had also generally believed that the soul entered the foetus at some point after conception.

PIUS IX changed the seriousness of abortion in the eyes of the Church and Catholic believers, but he did not say that an abortion is a homicide. Also, he again sidestepped the main issue and did not specify when ensoulment occurred, nor did he contradict INNOCENT III or GREGORY XIV on that point.

Although the religious seriousness of the sin associated with abortion has been changed by three popes (SIXTUS V, GREGORY XIV and PIUS IX), we are left with Pope INNOCENT III's decree (in 1211) and GREGORY XIV's decree (in 1590), neither of which have ever been refuted, which state that **the date the soul enters an embryo is from 12 to 16 weeks after conception.** This date of ensoulment has never been changed. **Therefore if you are a Catholic, an abortion before the 12th week after conception is only a grave sin,** and even when the foetus is fully formed, is only a sin worthy of excommunication, **but is never a murder** in the eyes of the Church. **If you are a non-Catholic** and therefore not subject to excommunication, **you can ignore the entire matter and have an abortion without restrictions, wherever civil law permits it.**

For those religious people who consider Pope INNOCENT III and GREGORY XIV's decisions to be infallible, any anti-abortion activities become logically unjustified. If the Pope, the leader of the Church, does not consider abortions as homicide, but only as a simple sin, why should any Catholic believe otherwise and make such a fuss about it?

Also, if civil law (the law of the land; the law of the majority), considers abortions legal, why should Catholics (or any religion) try to oppose it. Anyone who believes abortions to be wrong can abstain from having an abortion. However, this belief gives no authority to control what other people want to do within the law. People who believe that the law is wrong, can use legal methods of requesting changes to the law, or otherwise can move to another country that agrees more with their belief.

In the eyes of the Catholic Church, many things are considered sinful (abortion, contraception, sterilization, sexual relations just for pleasure, divorce, etc.), but these are not illegal in the eyes of civil law; they are religious controls that apply only to the followers of the Catholic sect (less than 17% of the population of the world). "Non-Catholics interpret these as religious fantasies, fictitious legends; fairy tales; something to be ignored; like they ignore the thousands of smaller religious sects that exist throughout the world. For non-Catholics, the Pope is just a figurehead, chosen by the Cardinals to lead the members of the Catholic Church; someone who is given the task of deciding what is presently sinful and punishable for the members of his Catholic congregation, **but not what is illegal for the more than 83% of the world who are not Catholics.**

Catholics who choose to go along with their Church's belief that an abortion is a sin grave enough to justify going thru a pregnancy, a birth and twenty or more years of raising and educating a child "who was not planned but accidentally conceived", are free to do so.

Christians of other denominations and members of other religions are also free to follow this practice and impose this monumental penalty on themselves if they wish.

The mystery behind the abortion question is why people have allowed their religion to meddle in birth control, or in any matter not directly related to faith.

THE MORAL ASPECT
(i.e. the ethical, practical, reasonable, common-sense view)

The law which states "Thou Shalt not Kill" evolved as a necessary agreement between men, to ensure that they would not be killed by their neighbours at the slightest whim.

This agreement made life much simpler and more productive as one did not have to continually look over his shoulder to stay alive.

Young infants eventually were included in the agreement, because no parent would want to see his child killed by someone else. The rule became: "do not kill each other nor each other's children" and later changed to state that parents could not kill their own children.

This restriction would not have been included in the original agreement, since parents killing their own child would not affect other people. This concern for the life of children was evidently added over time by certain groups who considered life sacred (or spiritual). In spite of the fact that this custom is almost universally accepted, in certain societies even today, babies that are born at the wrong time or of the wrong sex are disposed of by their parents without anyone else being concerned.

Then, as mankind evolved, it was realized that unnecessary cruelty could also be prevented by mutual agreement and this carried over to one's own children. However, for centuries, unnecessary cruelty has been imposed on entire populations of slaves and exploited children throughout the world.

The early agreement surely did not cover unborn children, since unborn foetuses could not normally have been killed by someone else and there would have been no requirement for such a rule. However, as means of halting pregnancies were discovered, certain strong groups and influences, mainly religious, began to consider an unborn foetus as a live human, and succeeded in making this belief a part of civil law. Though no one (not even the Pope) could decide on the time when a foetus should be considered a human being, abortions of any type became illegal in some areas and accepted with many constraints in other areas.

The belief is now strongly challenged by the majority of people and recent polls published on the Internet and in major publications have shown that over 64% of Americans believe that the decision to have an abortion should be made solely by a woman and her physician. The protection of unborn foetuses was never considered a necessary safety device for the continuation of the human race and there is therefore no logical requirement for it. The notion seems to have been prompted only by religious believers who were unaware of the Church's position on abortion (as described in the preceding section) and who may now, based on the new knowledge, consider adjusting or correcting their beliefs..

No court on earth has considered the unborn child as a legal heir for purposes of inheritance or legal possession of any kind of property or assets.

Since the increasing number of human beings in the world is viewed as over-population, society is beginning to accept the removal of all legal constraints against abortion and to let the would-be parent(s) decide if they want the child.

Abortion laws, if such laws are required, should be logical, practical and economically sound for society and for individuals, and should be concerned primarily with the future well-being of the potential child. They should never be based on religious beliefs or notions.

If a potential child is the result of rape or incest (1% of pregnancies), or has a physical defect that can be detected in the womb (6% of pregnancies), or is beyond the physical, mental or economic capabilities of its parent(s), or exceeds the limit imposed by law (in certain countries where population growth is legislated), or is undesired by the mother, an abortion should be performed without any debate.

It is better for an undesired child not to be born, to avoid the following hardships:

- the mother will have to suffer the duration of the pregnancy and the pain of the birth, with all the medical, physical, emotional and financial costs involved. If the parent(s) cannot handle the costs, these costs will have to be borne by society.
- if the parent(s) decide to keep the baby, the parent(s) will have to accept the responsibility of raising, feeding and educating this child, who is undesired and who will impose serious constraints on their lives, their freedom, and their budget. It is difficult enough to raise a child who is desired and loved, but it is almost unthinkable to have this task imposed on a person by some religious belief or constraint. This decision can also have very serious effects on the welfare of other children in the family.
- if the parent(s) decide to have the baby adopted, this imposes a significant cost on society, who will be forced through the complex process of finding an adoptive parent(s), verifying social suitability, financial capabilities, etc. or alternatively maintaining the child in an orphanage(s) if adoption is not successful.
- the mother would suffer the pain of separation and would worry for years (if not forever) about the child's well-being.
- the child would suffer the trauma of having been abandoned, would probably suffer unsuccessful trial adoptions, or would live an orphan's life in some institution(s), with generally less physical and emotional comfort than normal children.

CONCLUSION

The easy solution:

When a woman becomes pregnant and she is not in a situation appropriate for raising a child, why not simply consider this condition as an undesirable medical condition, and cure the problem by having an abortion? Other pregnancies are possible at a later time. It is simply a case of postponing the birth to a later, more appropriate date. If nature has given us the wisdom to safely interrupt unwanted pregnancies, why not take advantage of this option and eliminate a serious social and economic problem?

The difficult solution:

It could be considered irresponsible and an act of cruelty on the part of a woman, to insist on having a child, for any reason (religious beliefs, personal preference, to become eligible for some welfare support program, etc.), when that mother is incapable of raising the child in a humane way (because of mental, physical, medical, or economic problems) and in going through with the pregnancy would sentence the baby to a life of misery and suffering, in addition to creating a financial burden on society.

It could be considered a criminal act to let a pregnancy continue, when it is known (medically) that the foetus has genetic or congenital defects and will be condemned to a life of medical hardship and pain **or** that financial conditions show that the child cannot be properly fed and will probably die of hunger.

Stéphane Bordeau

We do not allow the breeding of animals that cannot be fed or treated humanely, but we allow humans to have children who will die of hunger. Why?

The value of life:

Nature has created life and, for most animals, life consists of killing and eating other forms of life. Many species cannot survive without the death of other life lower on the food chain. Humans are just one of the animals of the world and they also kill and eat other animals as food. Until humans choose to produce foods that do not require killing other animal life forms, this practice will continue. Death is here to stay and we all have to accept that.

In nature, the killing of other life forms is almost exclusively to provide food. But for humans, the killing of animals provides other things, such as leather, ivory, oils, feathers, furs, food for other animals that they raise, etc.

There is, however, a practice that humanity has developed that has nothing to do with food or animal parts, and that is the killing of other humans, to acquire their land or to enslave them physically or economically by taxation. This practice has caused the death of countless lives throughout history and continues to this day. The killing of humans does not seem so important to kings, politicians, leaders of countries and religious leaders, who have all done it so freely since the beginning of time. Everyone talks about the inhumanity of it, but very little is done to really slow down this practice. There are more than 100 wars of all types in progress throughout the world at any given time and the frequency of war does not relent, nor its intensity, which goes from local conflicts to world wars.

While this mass killing is in progress, with little effort on the part of anyone to stop it, we have a few over-zealous individuals who consider the interruption of an unwanted pregnancy to be of primordial importance. While they would hardly consider doing anything to stop wars, or give blood to save the lives of children and adults, or provide funds to feed living children who are dying of hunger, they somehow are very concerned with protecting the life of an unborn foetus, to the point of participating in large-scale protests and defying civil law by ransacking abortion clinics and even killing doctors who perform legal abortions. They believe that abortion is murder and are unaware that in the eyes of the Church, abortion is only a sin, not murder (see details in the previous section under "**The Religious Aspects**").

The alleged importance they give to this foetus is impossible to understand, when compared to the millions of human lives lost in illegal wars, or the 29,000 infants who die from hunger and related diseases **every day** of the year (11,000,000 **every year**). Most of these protestors of abortions do so only as a religiously motivated belief, but do nothing at all to stop the war or alleviate the plight of these millions of infants. By refusing to accept necessary abortions, they so easily condemn the poor undesired child to suffer a life of misery because of an error by its parents, when a simple and legal medical intervention would prevent this hardship for the child and for the mother and for society. No civil court on earth would impose a penalty of that magnitude for such a small oversight. The supposed sanctity of life that these people believe in is only a religious invention, which should not be imposed on non-religious people.

The value of human life varies from one extreme to the other. On the one hand, we kill millions during a war to acquire land, fame and/or wealth and this is considered normal. On the other hand, we spend millions to do a search and attempt to save the life of **one** individual lost at sea or in the wild. But then again, we kill doctors to save an unborn foetus, who might be physically or mentally defective and who may not even survive the birth.

Another fact that is difficult to explain is that in the case of a natural disaster, everyone cooperates to save the victims, but when the disaster is caused by war or a rogue dictator who is killing hundreds of thousands in a genocide attempt, not much is done to protect the victims. These extremes in the perceived value of life are difficult to rationalize.

Those people who object to abortions invariably say that if you did not want a child, you should have abstained from having intercourse, and if you did get pregnant, then you have to live with the consequences. It is like saying: "if you are sick because you drank too much or smoked too much, you must live with the consequence, and you cannot get medical help".

Nature has created this sexual need and it should not be restrained if we are to maintain an emotionally and physically balanced life. However, religions have made us believe that sexual relations are bad and should only be used for procreation; never exclusively for pleasure, so they proscribed all contraceptives.

This false reasoning is the cause of the problem (the pregnancy), but does not accept the remedy (the abortion). It seems that all sins are pardonable, except the sin of pregnancy, which is apparently impossible to absolve or undo. According to this logic, we should reject all culinary delicacies and eat only to avoid dying of hunger, never because it is pleasant.

When you see a 7 or 8 year old child with nothing but skin and bone and a look of painful despair on his face who says: "**Someone, please kill me... please...**" you begin to realize the real problem and the monstrous inhumanity of letting children be born into that type of situation.

Abortion is not a religious matter, it is a humane matter.

VERSION FRANÇAISE

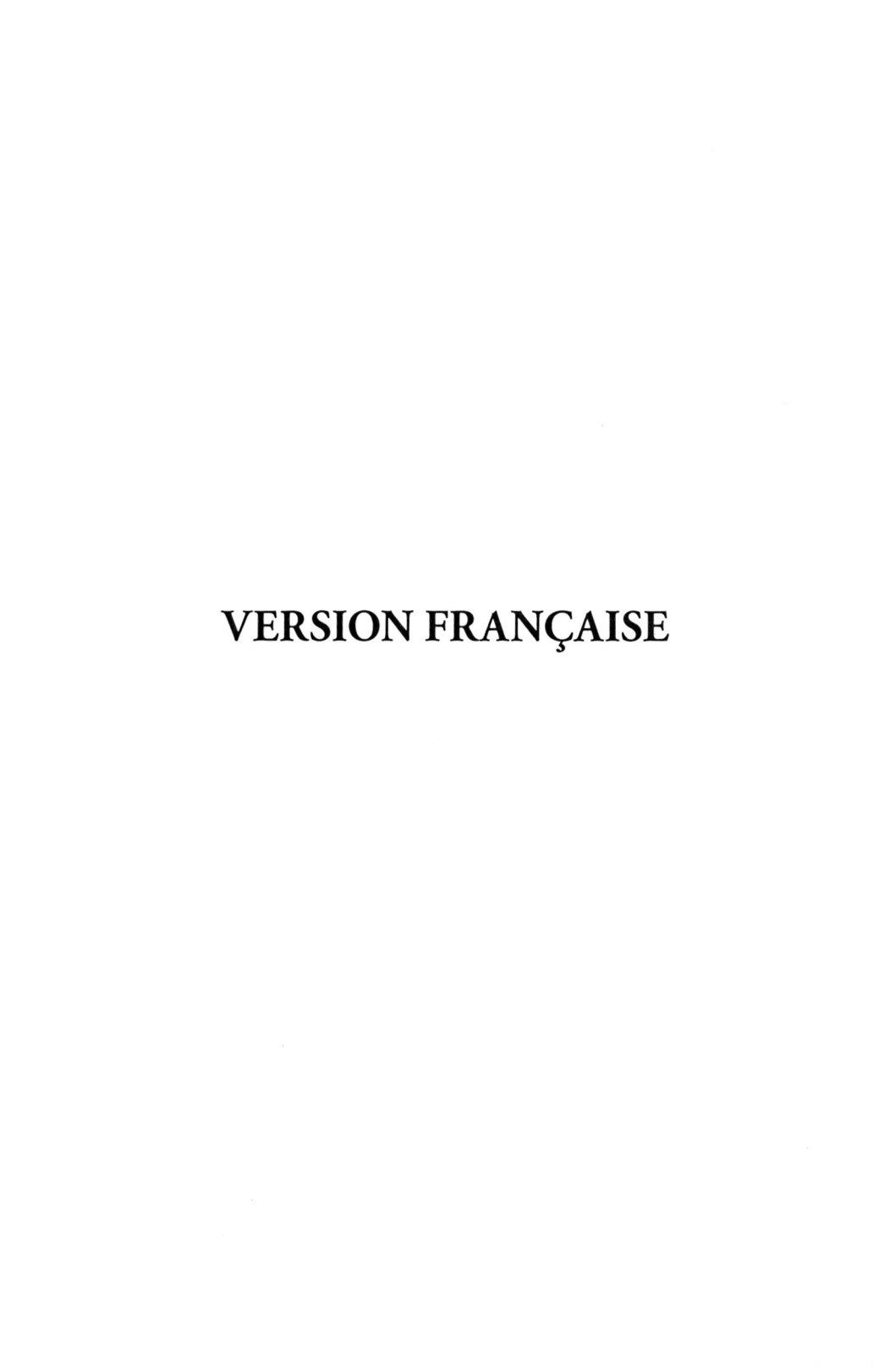

L'AVORTEMENT

LA VÉRITÉ LÉGALE

LA VÉRITÉ RELIGIEUSE

LA VÉRITÉ PHILOSOPHIQUE
(morale / éthique)

Stéphane Bordeau

INTRODUCTION

Ce petit livre touche un sujet sérieux: **l'Avortement.** Ce sujet a créé des conflits entre la loi, la religion et la société depuis des siècles. C'est un problème global qui demande une solution.

Les difficultés sont dues principalement au manque d'information historique, légale et religieuse et au manque de connaissances concernant les adoptions. Un stigma d'homicide a été attaché à la terminaison d'un fœtus, qui dépasse les normes de la valeur de la vie, et qui est contraire aux opinions de l'Église Catholique.

Ceux qui s'opposent à l'avortement s'appellent Pro-Vie, et veulent que chaque grossesse soit menée à terme sans se soucier si c'est acceptable aux parents ou s'ils ont la santé ou la capacité d'élever l'enfant. Ils ne se soucient pas du triste état de vie que subiront ces millions d'enfants non-désirés ou défectueux qui mourront de maladie ou de faim. Ces partisans religieux veulent imposer leurs notions extrémistes de la valeur de la vie sur le reste de la société.

Ce document révèle des faits que la plupart des gens ne connaissent pas. Ces faits clarifient plusieurs aspects légaux, religieux et philosophiques concernant l'avortement. Peu de Chrétiens réalisent que la Bible et l'Église Catholique ne considèrent pas l'avortement comme un homicide.

Quand la société réalisera que la plupart des pays du monde ne considère pas l'avortement comme homicide et que même l'Église Catholique ne considère pas l'avortement comme homicide, ni même comme crime, mais seulement comme péché (pour les catholiques), le problème de l'avortement (fausse couche assistée), sera réduit à un simple problème médical entre une femme et son physicien.

Avant toute évaluation de la légalité de l'avortement, chacun devrait lire le contenu de ce petit livre. Les faits sont très surprenants et la fureur contre l'avortement n'est pas justifiée.

L'AVORTEMENT

Les statistiques démontrent qu'un haut pourcentage de la population de la terre est en faveur de laisser la femme décider sans contrainte de quiconque, si elle veut ou ne veut pas un avortement.

Environ 20% des pays du monde autorisent l'avortement pour des raisons sociales. Environ 39% de la population (plutôt au 3ième monde) vit où l'interruption de la grossesse n'est autorisée que si la vie ou la santé de la femme est en jeu.

Les pourcentages obtenus par les multiples sondages sur l'avortement sont difficiles à interpréter, parce qu'ils sont souvent influencés par le but du sondage, la formulation des questions demandées, la sélection des répondants et le choix de la région. Le résultat d'un sondage peut être manipulé de bien des façons pour donner la réponse voulue.

Un critère plus juste et plus surprenant est la fréquence des avortements à travers le monde qui est estimée à plus de 125,000 par jour (45 millions par année -26 millions d'avortements légaux et 20 millions où l'avortement est restreint ou contre la loi). La plupart (77%) sont faits dans les pays sous-développés. Aux États-Unis, la plupart des avortements (89%) sont faits avant la $12^{iè}$ semaine, 6% entre 13-15 semaines, 4% entre 16-20 semaines et 1% après la $20^{iè}$ semaine.

Les chiffres et pourcentages ci-haut ont été obtenus de différentes sources Internet et de revues importantes et donnent une base approximative des valeurs pour fins de discussion.

Stéphane Bordeau

LA CONTROVERSE:

Les groupes anti-avortement (Pro-Vie), sont très militants et n'hésitent pas à harceler ceux qui croient dans l'avortement. Ces groupes Pro-Vie ont commis des dommages importants dans les cliniques d'avortement, et dans certains cas ont même commis des meurtres pour supporter leurs croyances. Ils croient que la vie est sacrée et qu'il ne faut pas terminer un fœtus, mais ils ont dans plusieurs cas tué des adultes (docteurs et infirmières) qui pratiquent des avortements légaux. Ils croient que c'est correct de tuer des adultes pour sauver des fœtus. C'est évidemment une simple forme d'extrémisme religieux.

Par opposition, les groupes Pro-Choix ne harcèlent personne, et essaient simplement de créer un environnement ou une personne peut personnellement choisir d'avoir ou de refuser un avortement, sans qu'un des deux groupes n'impose sa volonté sur l'autre.

L'avortement est devenu un problème, un champ de bataille politique. Les politiciens doivent révéler leur position pour ou contre l'avortement. Ceux qui favorisent les avortements légaux doivent aussi prétendre que l'avortement est mauvais, pour ainsi éviter de perdre le vote religieux. D'autres prétendent être contre l'avortement, parce que cette position leur assure plus de votes.

L'opinion des politiciens sur l'avortement ne devrait jamais être considérée ou même mentionnée. C'est un sujet personnel; et non l'affaire des politicens, qui sont élus pour gérer les affaires financières et légales du pays. La religion n'a pas de place dans la politique et les affaires de la nation.

Les personnes religieuses semblent oublier que l'avortement naturel est un processus qui a toujours existé. Quand la nature sent qu'une grossesse est défectueuse, un avortement naturel (fausse couche) survient. Le corps humain a été construit de cette façon. Si la nature a prévu ce besoin, est-ce que ça peut être si mauvais?

Le problème peut être examiné sous trois angles:

1) le côté légal,
2) le côté religieux et
3) le côté moral – la valeur de la vie (c'est à dire l'aspect éthique, pratique, raisonnable et bon sens).

LE COTÉ LÉGAL

QUAND EST-CE QUE LA VIE COMMENCE?

Un foetus est une croissance qui commence par une cellule qui se multiplie. Malgré qu'un foetus soit mieux organisé qu'une tumeur ou un ovule ou un sperme, la plupart des nations de la terre sont d'accord que le foetus n'est pas une personne, n'est pas un humain avant d'être né.

On peut tenter de différencier d'un foetus de quelques jours et d'un foetus de quelques mois, mais le point important est qu'avant sa naissance, un fœtus n'est qu'un fœtus. C'est la naissance qui change le fœtus en humain. Donc, un foetus n'est pas un humain, n'est pas une personne, même une minute avant sa naissance. L'âge est compté à partir de la naissance. Certains droits légaux sont basés et contrôlés par l'âge d'une personne. Avant sa naissance, l'âge d'un foetus est zéro et les droits du foetus sont donc nuls.

L'ADOPTION ET SES PROBLÈMES:

Plusieurs croient que si les parents ne peuvent pas élever leur enfant, il pourra tout simplement être adopté. Ils ne semblent pas être conscients des multiples problèmes associés à l'adoption. Très peu d'aspects concernant l'adoption sont positifs.

Plusieurs parents ne révèlent pas à leurs enfants qu'ils sont adoptés. Pourquoi? Parce que personne ne préfère avoir été adopté. L'enfant qui découvre qu'il est adopté, est généralement très désappointé et souvent n'accepte ce fait qu'avec grande difficulté. Il demandera des questions: "Pourquoi ai-je été abandonné? Où sont mes parents? Qui sont-ils? Être adopté n'est pas quelque chose dont on peut être fier.

Et que dire de ces adoptions d'essai ? Comment est-ce qu'un enfant se ressent quand il est placé dans une famille pour vérifier si la famille veut l'adopter; s'il est un enfant acceptable; un humain acceptable. Comment est-ce qu'un enfant doit agir quand il sait que chaque mot, chaque action est évaluée, pour déterminer s'il passe le test. Et s'il faillit, ça recommence à neuf dans une autre famille, et possiblement dans une nouvelle ville, ou même dans un différent pays. Si il faillit plusieurs fois, quelle humiliation; quelle catastrophe pour son amour-propre. Comment est-ce qu'un enfant peut survivre cette cruauté?

COMMENT COÛTE UNE ADOPTION?

On ne peut légalement acheter un enfant, mais les parents qui adoptent, sont souvent prêts à payer un prix exorbitant aux services d'adoptions. Malgré que ces services ne devraient pas être trop élevés, les parents paient ce qui est demandé pour s'assurer d'être acceptés (jusqu'à des dizaines de milliers de dollars).

Il y a des coûts de légalisation, des coûts de traduction, des coûts d'enregistrement, des procédures, des frais d'avocats, des coûts pour voyage, (avion, hôtel, nourriture, taxe), perte de temps ouvrable, etc.

COMMENT COÛTE UN AVORTEMENT?

$200 - $600 (environ) avec assurance médicale.
$400 - $950 (environ) sans assurance médicale.
(les coûts varient selon l'endroit.)

QUEL EST LE STATUS MORAL D'UN FOETUS?

Le foetus n'est pas reconnu comme une **vie indépendante**. Il ne peut se développer, excepté en dedans et par le corps de la femme. Avant la naissance, le fœtus n'est pas un individu séparé, mais fait encore parti du corps de sa mère. Par la naissance, il est détaché de sa mère et commence la vie réelle et devient un humain indépendant.

L'AVORTEMENT

EST-CE QU'UN FOETUS A DROIT A LA VIE?

Ni la Constitution ni la loi Suisse, ni les Conventions Internationales ne donnent au foetus un droit à la vie. La loi ne reconnaît des droits fondamentaux qu'aux humains déjà nés. Les Cours Suprêmes de la Belgique, France, Angleterre, Autriche, des États-Unis et du Canada ont confirmé que le droit à la vie ne s'applique pas à un fœtus.

Les Tribunaux des États-Unis (1973) et du Canada (1988) ont reconnu que les femmes impliquées ont un droit fondamental protégé par la Constitution, de faire une décision libre et autonome.

EST-CE QU'UN FOETUS PEUT HÉRITER?

Non. La **personnalité** commence quand la naissance d'un enfant vivant est complétée. Le fœtus ne commence à compter comme héritier, qu'à sa naissance, s'il est né vivant.

EST-CE QU'UN AVORTEMENT EST UN HOMICIDE?

Les termes **meurtre** ou **homicide** ne s'appliquent pas quand une grossesse est interrompue. C'est seulement le refus de la femme de laisser croître le fruit de la conception dans son propre corps; le refus d'assumer l'immense responsabilité attachée à la maternité. C'est la même chose qu'une simple croissance qui vous pousse au visage. Il ne se développe pas indépendamment. Il faut un corps humain sur lequel il peut se développer. Quand vous le dérangez, vous changez sa condition médicale, mais ce n'est pas un meurtre.

Les adversaires de l'avortement utilisent des images et termes hautement dramatisés pour décrire l'interruption d'une grossesse. Leur intérêt est plutôt religieux, mais ce qui est le plus surprenant, est qu'ils ne semblent pas connaître la position officielle de l'Église sur l'avortement (voir - **Quand est-ce qu'un fœtus acquiert son âme?** sous **Le Côté Religieux** qui suit).

Même si le foetus n'est pas considéré humain avant sa naissance, il est reconnu préférable d'avoir un avortement durant les premières phases de la grossesse (quand le foetus est petit et seulement partiellement formé), plutôt que dans les dernières phases de la grossesse.

Stéphane Bordeau

QUELLE EST LA RESPONSABILITÉ DE L'ÉTAT?

Ce n'est pas la responsabilité de l'état de décider si ou quand l'arrêt d'une grossesse est moralement justifié, mais plutôt d'établir un système légal par lequel les femmes peuvent faire leur décision en toute liberté.

Les lois qui sont trop sévères forcent les femmes à tenter des avortements illégaux, au risque de leur santé et même de leur vie. On estime qu'à chaque année il y a environ 70,000 femmes qui perdent leur vie, suite à des avortements illégaux. Des milliers d'autres perdent la vie des complications qui s'ensuivent.

QUELS SONT LES DROITS DU PARTENAIRE?

Les tribunaux de plusieurs pays, ainsi que la Commission Européenne pour les Droits de l'Homme, ont jugés que le partenaire d'une femme enceinte n'a aucun droit de forcer une femme à avoir un avortement ou à avoir un enfant.

EST-CE QUE L'AVORTEMENT CAUSE DES PROBLÈMES MÉDICAUX OU PSYCHOLOGIQUES?

Non. Des études sur plusieurs milliers de femmes, démontrent clairement que le taux de complication est minime (moins de 1%). Aussi, aucun problème psychologique n'a été noté, mais plutôt une sensation de soulagement. Au contraire, celles qui ont subit la grossesse contre leur gré, ainsi que les enfants non désirés, souffrent plus souvent de problèmes psychologiques que les femmes qui ont eu un avortement.

LE COTÉ RELIGIEUX

QUAND EST-CE QU'UN FOETUS ACQUIERT SON ÂME?

L'idée qu'un œuf fertilisé est une personne, est un concept récent. Pour des siècles, l'Église Catholique croyait que le foetus n'était pas une personne avant qu'il n'atteigne 40 jours. Aristote, le philosophe Grec (384-322 BCE), avait établi cette période de 40 jours, qui est le temps ou un foetus normal commence à bouger.

L'Église à son début, fut pour un temps sévère, et donnait à ses membres la même pénitence pour les avortements que pour les homicides. Mais avec les siècles, les sanctions religieuses pour l'avortement ont été graduellement réduites et la distinction fut faîte entre les avortements de bonne heure et les avortements retardés, et entre l'avortement et le meurtre, tel que mentionné dans la Bible (Exode 21:22).

> **Exode 21:22: Lorsque des hommes se querellent et en viennent à heurter une femme enceinte, de sorte que son fruit soit rendu, mais sans qu'il en résulte d'autre accident, le coupable sera passible d'une amende telle que lui imposera le mari de la femme, et il paiera par arbitrage.**

Ce verset mentionne la perte d'un foetus suite à un accident, et une façon de payer pour réparer la perte, **si une perte est perçue** et **si une amende est imposée**. Il n'y a aucune implication de péché, d'immoralité ou d'homicide.

On peut en déduire que si une femme désire un avortement, et qu'il n'y a pas de mari pour lui imposer une amende, et que la loi autorise l'avortement, et que suite à une opération médicale sans risque, il n'y aura pas d'accident, il n'y aura donc aucune perte et rien à payer. Ce choix n'est donc aucunement indésirable et aucune connotation de crime n'est suggérée.

Saint Augustin (354-430), le plus célèbre des Pères de l'Église Latine, confessait qu'il ne savait pas quand l'âme était insufflée dans le foetus. Il a écrit:

> **"Si ce qui a été extrait est non formé mais à ce stage une sorte de chose vivante, mais sans forme, la loi de l'homicide ne devrait pas s'appliquer, car on ne pourrait dire qu'il y avait une âme vivante dans ce corps, car il y a une absence totale des sens, si c'est ainsi qu'il ne soit pas encore formé et donc pas encore doté de ses sens".**

Le Pape INNOCENT III en 1211 était d'accord avec cette croyance et a déterminé que le temps pour un bébé d'acquérir une âme était entre la 12ième et la 16ième semaine (3-4 mois).

Au 13ième siècle, l'idée d'Aristote, que l'entrée de l'âme dans le foetus arrivait 40 jours après la conception devint dominante. C'était aussi la position de Saint Thomas d'Aquin (1225-1274), le plus grand théologien catholique, surnommé le Docteur Angélique. Cette croyance a persistée entre les Catholiques jusque vers la fin du 20ième siècle.

Ce qui veut dire que l'Église Catholique pour des siècles, ne considérait pas un avortement en dedans des limites de 40 jours, comme un meurtre.

En 1588, le Pape SIXTE III décréta une législation religieuse qui rétabli des sanctions sévères de l'Église contre les avortements. Cependant, il ne mentionna aucun temps précis pour l'entrée de l'âme dans le foetus. Son successeur GRÉGOIRE XIV, qui eut des difficultés à instaurer ces règles sévères, fit un compromis et imposa l'excommunication seulement, pour l'avortement direct d'un foetus "formé" et il réduit

L'AVORTEMENT

les avortements de bonne heure à "un grave péché". Encore une fois, aucun temps spécifique ne fut mentionné pour l'entrée de l'âme dans le foetus.

Durant le Concile du Vatican (1869-1870), le Pape PIE IX rétablit des pénalités religieuses sévères à tous les stages de l'avortement. Il imposa l'excommunication à ceux qui procurent des avortements "sans distinction si le foetus est formé". C'était donc un changement drastique et dramatique à la tradition de l'Église. Avant cela, l'Église avait maintenu que la vie humaine n'atteignait seulement qu'un droit inaliénable quelques 40 jours **après** la conception. La majorité des théologiens, des philosophes et des Chrétiens d'Occident, avait aussi généralement cru que l'âme entrait dans le foetus quelque temps **après** la conception.

PIE IX changea la gravité de l'avortement aux yeux de l'Église et des Chrétiens croyants, mais il n'a pas qualifié l'avortement comme un homicide. Aussi, il contourna encore une fois le point important et ne spécifia pas quand l'âme entre dans le fœtus. Cependant, il n'a pas contredit INNOCENT III ni GRÉGOIRE XIV sur ce point.

Malgré que la gravité du péché associée à l'avortement ait été changée par trois papes, (SIXTE V, GRÉGOIRE XIV et PIE IX), **il nous reste les décrets des Papes INNOCENT III (en 1211) et GRÉGOIRE XIV (en 1590), qui n'ont jamais été réfutés, et qui disent que la date d'entrée de l'âme dans le foetus est entre 12 et 16 semaines après la conception.** Cette date d'entrée de l'âme dans le foetus n'a jamais été changée. **Donc, si vous êtes catholique, un avortement avant la 12ième semaine après la conception n'est qu'un grave péché, et même quand le fœtus est entièrement formé, n'est qu'un péché susceptible d'excommunication, mais n'est jamais un "meurtre" aux yeux de l'Église. Si vous n'êtes pas catholique et donc aucunement sujet à l'excommunication, vous pouvez ignorer tout concernant ce sujet et avoir un avortement sans contrainte, partout ou la loi le permet.**

Pour les personnes religieuses qui considèrent que les décisions des Papes INNOCENT III et GRÉGOIRE XIV sont infaillibles, toute activité anti-avortement devient logiquement insupportable. Si le Pape, le chef de l'Église, ne considère pas l'avortement comme un homicide, mais plutôt comme un simple péché, pourquoi est-ce que les Catholiques devraient croire autrement et en faire une si grosse histoire?

Aussi, si la loi civile (la loi de la majorité), considère que l'avortement est légal, pourquoi est-ce que les Catholiques (ou toutes autres religions) voudraient s'y opposer? Tous ceux qui croient que l'avortement est inacceptable, peuvent refuser d'avoir un avortement. Cependant, cette croyance ne leur donne pas l'autorité de contrôler ce que les autres non-croyants veulent faire en dedans de la loi. Ceux qui croient que la loi est fausse, peuvent employer les méthodes légales pour demander des changements à la loi civile, ou sinon, peuvent déménager dans d'autre pays où les lois sont plus en accord avec leurs croyances religieuses.

Aux yeux de l'Église Catholique, plusieurs choses sont considérées comme péchés (avortement, contraception, stérilisation, relations sexuelles seulement pour le plaisir, le divorce, etc. etc.), mais ces choses ne sont pas illégales aux yeux de la loi civile. Ce ne sont que des contraintes religieuses qui ne s'appliquent qu'aux membres de la secte Catholique (soit moins de 17% de la population du globe). Les non-Catholiques voient ces choses comme des fantaisies religieuses, des légendes qui n'ont pas de bases réelles, des contes de fées que l'ont peut ignorer, de la même façon que l'on ignore les croyances de centaines de petites sectes religieuses qui existent partout à travers le monde. Pour les non-Catholiques, le Pape n'est qu'un personnage choisi par les Cardinaux pour guider les membres de l'Église Catholique; quelqu'un à qui l'Église assigne la tâche de décider ce qui est présentement péché et ce qui est punissable pour les membres de la congrégation catholique, **mais pas ce qui est illégal pour les plus de 83% de la population de la terre qui ne sont pas Catholiques.**

Les Catholiques qui acceptent les croyances de leur église, qu'un avortement est un péché assez grave pour justifier la pénalité d'une grossesse, d'une naissance et de vingt ans ou plus pour élever et instruire un enfant "qui a été conçu par accident", sont libre de le faire.

Les Chrétiens de toutes autres dénominations ainsi que les membres de toutes autres religions, sont aussi libres de suivre cette pratique et de s'imposer cette pénalité monumentale, s'ils le désirent.

Le mystère qui est relié à l'avortement est pourquoi les peuples ont laissés la religion s'imposer dans leur contrôle des naissances, ou dans tout-autres sujets qui ne sont pas directement reliés à la Foi.

LE CÔTÉ MORAL
(i.e. le côté éthique, pratique, raisonnable, bon sens)

La loi qui dit : « Tu ne dois pas tuer » a évolué comme une entente nécessaire entre les hommes, afin de s'assurer qu'ils ne seraient pas tués pas leur voisin, pour un simple caprice.

Cet accord a rendu la vie beaucoup plus simple et productive, car chaque individu n'avait plus besoin de toujours regarder en arrière pour rester en vie.

Les jeunes enfants furent éventuellement inclus dans cette entente, car aucun parent ne voudrait que son enfant soit tué par quelqu'un d'autre. La règle a donc été reformulée pour dire: « Tu ne dois pas tuer ni les hommes, ni leurs enfants » et reformulée encore pour empêcher les parents de tuer leurs propres enfants. Cette dernière restriction n'était pas incluse dans l'entente originale, car les autres adultes n'étaient pas affectés si des parents tuaient leur propre enfant. Ce souci de la vie d'un nouveau-né fut apparemment inclus par certains groupes, qui considéraient la vie comme une chose sacrée (ou spirituelle). Malgré que cette coutume soit presque universellement acceptée, dans certaines sociétés même aujourd'hui, les bébés qui sont nés dans un mauvais temps, ou qui sont du mauvais sexe, sont éliminés par leurs parents, sans que personne d'autre ne soit concerné.

Plus tard, comme les hommes évoluèrent, il fut réalisé que la cruauté inutile pouvait aussi être empêchée par une entente mutuelle et ceci s'appliqua aussi à leurs enfants. Néanmoins, pour des siècles, la cruauté a été imposée sur des sociétés entières d'esclaves et d'enfants exploités, partout à travers le monde.

L'entente originaire ne couvrait certainement pas les enfants qui n'étaient pas encore nés, car un fœtus ne pouvait pas normalement être tué par quelqu'un d'autre, et par conséquent, il n'y aurait pas eu de besoin pour une telle entente. Cependant, quand des façons d'arrêter la grossesse furent découvertes, certains groupes et influences, principalement religieux, commencèrent à considérer le foetus (avant sa naissance) comme un humain vivant, et réussirent à introduire cette croyance dans la loi civile. Malgré la difficulté (même pour le Pape) de déterminer quand un foetus pouvait être considéré un être humain, les avortements devinrent illégaux dans certains endroits et acceptés avec plusieurs contraintes dans d'autres.

Cette croyance est maintenant fortement contestée par la majorité des peuples, et de récents sondages sur l'Internet et dans des publications importantes ont démontrés que 64% des Américains croient que la décision d'avoir un avortement devrait être laissée entièrement à la femme et à son physicien. La protection des fœtus qui ne sont pas nés, n'a jamais été considérée un problème de sécurité nécessaire pour la continuation de la vie humaine et donc un tel besoin n'existe pas. Cette notion semble avoir été incitée seulement par les groupes religieux, qui n'étaient pas au courant de la position officielle de l'Église sur l'avortement (voir la section précédente), et qui maintenant pourraient considérer d'ajuster ou de corriger leurs croyances selon cette position.

Aucune cour sur la terre n'a considéré un foetus (avant sa naissance) comme un héritier légal dans aucun cas d'héritage, ou possessions légales, ou d'aucune sorte de propriété ou de biens.

Comme le nombre croissant d'humains dans le monde est considéré comme une surpopulation, la société a commencé à accepter l'enlèvement de toutes contraintes légales contre l'avortement et à laisser aux parents éventuels de décider s'ils veulent un enfant.

L'AVORTEMENT

Les lois civiles sur l'avortement (si telles lois sont nécessaires), devraient être logiques, pratiques et économiquement saines pour la société et pour les individus, et devraient être concernées en premier lieu pour le bien-être futur du bébé éventuel. Elle ne devraient jamais être basées sur des croyances ou notions religieuses.

Si un foetus est le résultat d'un viol ou d'inceste, (1% des grossesses), ou souffre d'un défaut physique qui peut être décelé dans la matrice (6% des grossesses), ou si la femme ne veut pas d'enfant, ou si le coût de l'enfant dépasserait les capacités économiques de ses parents, ou dépasse la limite imposée par la loi (dans certains pays où l'accroissement de la population est contrôlé), un avortement devrait être fait sans hésitation.

Il est mieux pour un enfant non désiré de ne pas être née, plutôt que d'endurer les misères suivantes:

- La mère devra endurer la durée de la grossesse et les douleurs de la naissance, avec tous les coûts médicaux, émotionnels et financiers qui s'ensuivent. Si les parents ne peuvent supporter les coûts, ces coûts devront être supportés par la société.
- Si les parents décident de garder le bébé, ils devront accepter la responsabilité d'élever, de nourrir et d'instruire cet enfant, qui n'est pas voulu, et qui imposera des contraintes sérieuses sur leur vie, leur liberté et leur budget. C'est déjà assez difficile d'élever un enfant qui est voulu et aimé, mais c'est presque impensable d'avoir cette tâche imposée sur une personne par quelques croyances ou contraintes religieuses. Cette décision peut aussi avoir des effets sérieux sur le bien-être des autres enfants de la famille.
- Si les parents décident de faire adopter le bébé, ceci impose un coût important à la société, qui sera forcée à travers un système d'adoption complexe, de trouver des parents adoptifs, de vérifier leur acceptabilité sociale, financière etc., ou sinon de maintenir l'enfant dans un orphelinat, si l'adoption n'est pas réussit.
- La mère souffrirait la douleur de la séparation et serait inquiète pour des années (sinon pour toujours) de son bien-être.

- l'enfant souffrira le traumatisme d'avoir été abandonné, devra probablement souffrir des adoptions d'essai, ou devra vivre la vie d'un orphelin dans une institution, avec en général moins de conforts physiques et émotionnels, que des enfants normaux.

CONCLUSION :

LA SOLUTION FACILE :

Quand une femme devient enceinte et qu'elle n'est pas dans une situation appropriée pour élever un enfant, pourquoi ne pas simplement considérer cette situation comme une condition médicale indésirable, et guérir le problème en ayant un avortement? D'autres grossesses sont possibles plus tard. C'est simplement une façon de retarder la naissance à un temps plus approprié. Si la nature nous a donné la sagesse d'interrompre sans danger des grossesses accidentelles, pourquoi ne pas prendre avantage de cette option et éliminer un sérieux problème social et économique?

LA SOLUTION DIFFICILE :

On pourrait considérer comme le plus grand exemple d'irresponsabilité et de cruauté de la part d'une femme, d'insister d'avoir un enfant, pour aucune raison (croyances religieuses, préférence personnelle, pour devenir éligible pour un programme de support social, etc.), quand la mère est incapable d'élever cet enfant dans une condition humaine (à cause de problèmes mentaux, physiques, médicaux et économiques), et quand cette action imposerait une vie de misère et de souffrance sur son enfant, en plus de créer un fardeau financier pour la société.

On pourrait aussi considérer comme un acte criminel, de laisser une grossesse continuer, quand on sait (par les moyens médicaux modernes) que le fœtus a des défauts génétiques ou congénitaux, qui le condamnera à une vie de difficultés médicales et de douleurs, ou qu'il n'aura pas les soins voulus et mourra probablement de faim ou de maladie.

On n'alloue pas l'élevage des animaux qui ne peuvent être nourris ou traités humainement, mais on laisse des humains avoir des enfants qui mourront de faim. Pourquoi?

La valeur de la vie:

La nature a créé la vie, et pour la plupart des animaux, la vie consiste à tuer et à manger d'autres formes de vie. Beaucoup d'espèces ne peuvent survivre sans la mort d'une autre forme de vie. Les humains ne sont qu'une des espèces animales et eux aussi tuent et mangent d'autres animaux comme nourriture. Jusqu'à ce que les humains choisissent de produire de la nourriture qui ne demande pas de tuer d'autre forme de vie animale, cette pratique va continuer. La mort est ici pour toujours et il faut tous accepter cela.

Dans la nature, la pratique de tuer d'autres formes de vie est presque exclusivement pour obtenir de la nourriture. Mais les humains tuent des animaux pour d'autres raisons, telle le cuir, l'ivoire, les huiles, les plumes, la fourrure, la nourriture pour soigner les autres animaux qu'ils élèvent, etc.

Il y a cependant une pratique que les humains ont développée, qui n'a rien à faire avec la nourriture ou des produits animaux, et c'est la coutume de tuer d'autres humains, pour s'acquérir leur propriété ou pour les rendre esclaves, physiquement, ou économiquement par la taxation. Cette pratique a causé d'innombrables pertes de vie à travers les âges et continue même à ce jour. La mort des humains ne semble pas importante pour les rois, les politiciens et les chefs religieux, qui ont perpétué ce carnage si librement depuis le commencement des temps. Tout le monde parle de l'inhumanité de cette coutume, mais très peu n'est fait pour enrayer cette pratique. Il y a plus de 100 guerres actives en tout temps à travers le monde, et la fréquence des guerres ne s'apaise pas, ni leur intensité, qui va de simples conflits locaux jusqu'aux guerres mondiales.

L'AVORTEMENT

Pendant que cette tuerie massive est en marche, avec très peu d'effort de la part de quiconque pour l'arrêter, nous avons quelques individus sur-zélés, qui considèrent que l'interruption d'une grossesse non désirée, est d'une importance primordiale. Malgré qu'ils ne s'attarderaient même pas à tenter d'arrêter les guerres (ce qui sauverait des milliers de vies), ou de donner du sang pour sauver la vie d'adultes ou enfants, ou de fournir des fonds pour nourrir des enfants vivants qui meurent de faim, ils se sentent forcés de protéger la vie d'un foetus, jusqu'au point de participer dans des protestations sérieuses et de défier la loi civile en saccageant des cliniques d'avortements légales, et en tuant des docteurs qui font des avortements légaux. Ils croient que l'avortement est un meurtre, et ne semblent pas savoir qu'aux yeux de l'Église, l'avortement n'est qu'un péché, mais non pas un meurtre (voir les détails sous « **Le Côté Religieux** » qui précède).

L'importance qu'ils semblent donner à ce foetus est impossible à comprendre, comparé aux millions d'humains qui meurent dans ces guerres illégales, ainsi que les 29,000 enfants qui meurent de faim (et de maladies reliées), à **chaque jour** de l'année (11,000,000 à **chaque année**). La plupart de ces protestataires d'avortement sont motivés seulement que par des croyances religieuses, mais ils ne font absolument rien pour arrêter les guerres ou pour soulager le sort de ces millions d'enfants. En refusant les avortements nécessaires, ils condamnent si facilement le pauvre enfant non voulu à souffrir une vie de misère à cause d'une erreur de ses parents, quand une simple intervention médicale (légale), empêcherait toute cette misère pour l'enfant, pour sa mère et pour la société. Aucune cour civile sur terre n'imposerait une pénalité si extrême pour une si petite erreur. Le supposé caractère sacré de la vie dans lequel ces gens croient, n'est qu'une exagération religieuse, qui ne peut être imposée sur les personnes non religieuses.

La valeur d'une vie humaine varie d'un extrême à l'autre. D'un côté, on tue des millions durant une guerre pour acquérir du territoire, du pouvoir ou des richesses, et ceci semble tout à fait normal. D'un autre côté, on dépense des millions pour faire une recherche pour sauver la vie d'**une** personne perdue en mer ou dans la brousse, et encore, on tue des docteurs pour sauver un foetus, qui risque d'être physiquement ou mentalement défectueux, et qui ne survivra peut-être pas la naissance.

Un autre fait qui est difficile à expliquer, est que dans un cas de désastre naturel, tout le monde coopère pour sauver les victimes, mais quand le désastre est causé par une guerre, ou quand un dictateur malhonnête tente le génocide et ou des centaines de milliers sont tués, très peu est fait pour protéger les victimes. Comment peut-on rationaliser les extrêmes dans la valeur que certaines personnes apportent à la vie?

Ceux qui s'objectent à l'avortement, ont tendance à dire que si on ne veut pas d'enfant, il faut s'abstenir de rapports sexuels, et si on devient imprégnée, on doit vivre avec les conséquences. C'est comme si on disait que si vous êtes malade parce que vous avez trop bu ou trop fumé, vous n'avez pas droit à aucun soin médical.

C'est la nature qui a créé ce besoin sexuel, et on ne doit pas le restreindre si on veut maintenir une vie émotionnelle et physique bien balancée. Ce sont les religions qui nous ont fait croire que les relations sexuelles étaient mauvaises et devaient servir seulement que pour la procréation; jamais uniquement pour le plaisir, et qui ont proscrit tous les contraceptifs.

Ce faux raisonnement est à l'origine du problème (la grossesse), mais n'accepte pas le remède (l'avortement). Il semble que tous les péchés soient pardonnables, excepté le péché de la grossesse, qui serait impossible à absoudre ou à défaire. Selon cette logique, on devrait aussi rejeter toutes délices culinaires et manger seulement que pour éviter de mourir de faim; mais jamais parce que c'est plaisant.

Quand on voit un enfant de 7 ou 8 ans, en train de mourir de faim, et qui, avec un air de désespoir sur le visage demande: « **S'il vous plaît, quelqu'un, tuez-moi… s'il vous plaît…** », on réalise le vrai problème et la monstrueuse inhumanité de laisser naître des enfants dans cette situation.

L'avortement n'est pas un sujet religieux, c'est un sujet humain.

WITHDRAWN

DATE DUE

5-20

Printed in the United States
112418LV00005B/197/P

9 781434 355720